AF303377

LA MÉDITATION AU TRAVAIL

Les clés pour des pauses reconstituantes

Par Véronique Vesiez

50MINUTES.fr

MÉDITER AU TRAVAIL

- **Problématique ?** Si l'on ne cesse de vanter les mérites de la méditation, comment faire concrètement pour la pratiquer au travail ?
- **Utilité ?** Méditer sur son lieu de travail pour arrêter le stress à sa source et rester concentré.
- **Contexte professionnel ?** Gestion du stress, bien-être au travail.
- **FAQ ?**
  - Quelle est la différence entre relaxation et méditation ?
  - Quelles sont les différentes techniques de méditation ?
  - Comment être sûr de bien méditer ?
  - Comment la méditation de pleine conscience développe-t-elle l'intelligence émotionnelle ?
  - S'agissant d'une démarche personnelle, n'est-il pas incompatible de méditer au travail ?
  - Quels sont les avantages de la méditation pour un salarié ?

> « Une demi-heure de méditation est essentielle chaque jour, sauf quand on a une vie très occupée. Dans ce cas, une heure est nécessaire. » (Saint François de Sales)

Méditer au travail, cela paraît à première vue impensable, voire utopique ! Au bureau, nous sommes constamment sollicités par mille et une demandes : un dossier à rendre en urgence, un patron désobligeant, des réunions sans fin, une prise de parole imprévue, etc. Pour certains, ces situations professionnelles dépassent même ce que leur esprit et leur corps sont capables de supporter : tensions, surmenage, irritabilité, troubles du sommeil ou maux de tête, ce qui peut parfois mener à la dépression, voire au burn out. Alors comment ralentir le rythme, rester « zen » en toutes circonstances tout en privilégiant l'efficacité au travail ?

Du côté des entreprises, les organisations syndicales de salariés et d'employeurs français ont signé, le 2 juillet 2008, un accord national interprofessionnel pour lutter contre les risques psychosociaux et mettre en place des actions de prévention collective visant à protéger la santé physique et mentale des salariés sur le lieu de travail. De leur côté, les salariés prennent des initiatives individuelles pour aménager leur rythme et s'accorder des pauses : toutes les pistes sont exploitées pour limiter le mal-être au travail. Mais il reste encore du chemin à parcourir pour retrouver au sein de l'entreprise un climat plus serein et donc plus productif.

C'est tout naturellement que la méditation s'engouffre dans cette brèche en apportant une solution à la fois originale, gratuite et salvatrice. Les bienfaits de la méditation, démontrés par plusieurs études scientifiques, ont incité un grand nombre d'entreprises aux États-Unis, en Allemagne ou en Suède à proposer aux employés qui le souhaitent de méditer sur leur lieu de travail. Même si la France n'en est qu'à ses balbutiements, de grands dirigeants s'y intéressent de près et commencent à faire entrer la méditation dans leurs univers professionnels.

Au travail, chaque moment peut devenir une opportunité de méditer. Observer attentivement ce qui nous fait réagir, nos émotions et notre environnement permet de prendre du recul et d'aborder les situations de façon plus sereine et mieux adaptée aux événements. En transformant notre façon de percevoir les choses, nous élargissons la qualité de notre vision et relativisons le quotidien. Savoir prendre une pause méditative et/ou pratiquer la « pleine conscience » au travail développe notre capacité à être conscient de ce que l'on vit, à gérer nos émotions plutôt que de les subir.

Découvrez en 50 minutes les bénéfices de la méditation au travail et les conseils pratiques pour des pauses reconstituantes.

B.A.-BA DU TRAVAILLEUR MÉDITANT

LE STRESS AU TRAVAIL

Toutes les institutions s'accordent à dire que le stress au travail ne cesse d'augmenter. Mais d'où vient-il ? Selon l'organisme français INRS (Institut National de Recherche et de Sécurité), « on parle de stress au travail quand une personne ressent un déséquilibre entre ce qu'on lui demande de faire dans le cadre professionnel et les ressources dont elle dispose pour y répondre » (« Stress au travail : ce qu'il faut retenir », in *INRS*, janvier 2015).

Focus

Le baromètre Ipsos/Edenred 2012 a estimé le coût social du stress au travail entre deux et trois milliards d'euros par an, un coût lié notamment à l'absentéisme, au turnover, à la perte de la qualité de production, à la dé-motivation, etc. Selon l'enquête « Climat, stress, qualité de vie au travail » menée en 2014 par Cegos :

- 53 % des salariés et 68 % des managers subissent un stress régulier dans leur travail ;
- la charge de travail, la mauvaise organi-sation, les changements incessants dans l'entreprise, le manque de soutien et l'isolement sont les principales sources de stress.

Des mesures en entreprise

Initiée en 2008, une démarche de prévention collective tente de réduire les sources de stress dans l'entreprise en agissant directement sur l'organisation, les conditions de travail, les relations sociales, etc. Selon le baromètre Cegos 2014, 59 % des DRH ont mené en 2014 des actions pour améliorer la qualité de vie au travail. Suivant la taille et l'activité des entreprises, les solutions mises en place peuvent différer :

- former les cadres aux méthodes de management participatif ;
- adapter le travail aux capacités et aux ressources des salariés ;
- définir clairement les rôles et responsabilités de chacun ;
- améliorer la communication sur la stratégie de l'entreprise ;
- donner la possibilité aux salariés de s'exprimer sur les dysfonctionnements qu'ils repèrent ;
- faciliter les échanges et le dialogue entre tous les acteurs de l'entreprise ;
- former le personnel à l'introduction de nouveaux outils de travail.

Néanmoins, pour 47 % des DRH interrogés, les procédures proposées pour limiter les risques psychosociaux ne sont pas claires, et seuls 30 % ont été formés à détecter ces risques.

Des initiatives individuelles

Pour pallier les manques en la matière, de nombreux employés privilégient différentes voies pour se ressourcer :

- adopter de nouvelles méthodes d'organisation ;
- équilibrer son agenda entre sa vie personnelle et professionnelle ;
- savoir dire non dans certaines circonstances ;
- pratiquer régulièrement un sport ;
- s'accorder une micro-sieste ;
- se promener ou lire pendant l'heure du déjeuner ;
- recourir à un coach.

<u>LE SAVIEZ-VOUS ?</u>

Si vous avez tendance à ruminer pendant des heures après avoir reçu une critique ou un commentaire désagréable, ne culpabilisez pas ! Ce phénomène est en effet « chimique ». Les critiques déclenchent la production de cortisol, l'hormone du stress. Le cortisol met au moins 26 heures à se dissiper dans l'organisme. Les compliments, en revanche, nous font sécréter une autre hormone, de l'ocytocine, qui a une durée de vie d'environ 10 minutes dans le sang... La durée plus importante du stress peut aussi s'expliquer par le fait que notre partie « animale » tend instinctivement à se protéger des menaces extérieures.

Malgré ces initiatives collectives et individuelles, le stress demeure et persiste. Même si nous nous accordons quelques pauses au travail, nous avons tendance à traiter les sujets ou les tâches à effectuer de façon immédiate, rapide et réactive. Cela peut conduire à de mauvaises interprétations, des erreurs dans nos prises de décision, des décalages dans notre façon de gérer nos émotions et de communiquer avec les autres. Sur la base de nombreux travaux de recherche, les neurosciences préconisent aujourd'hui la pratique de la méditation au travail, source d'effets positifs sur notre bien-être et notre santé.

UNE RÉPONSE : LA MÉDITATION

En quoi consiste la méditation ?

Issue du bouddhisme, la méditation consiste en une attention portée sur un objet de pensée (méditer un principe philosophique dans le but d'en approfondir le sens) ou sur soi (afin de réaliser son identité spirituelle). Si le mot « méditation » regroupe différentes méthodes et philosophies, le bouddhisme fait une distinction entre les techniques et les objectifs :

- les techniques de concentration sur une seule chose qui visent à stabiliser le mental et à produire du calme. Ce point de concentration peut être un mantra, la respiration, un objet, une visualisation, un son ou une partie du corps par exemple ;
- les techniques d'attention et de concentration dans le moment présent qui visent à générer de la compréhension (*insight*) et de la sagesse (*vipassana*).

Développer son attention et sa concentration permet de se libérer de notre dialogue intérieur, de prendre du recul afin de gagner en lucidité. Nous sommes ainsi plus présents à ce que nous faisons, d'avantage à l'écoute de notre corps, de nos aspirations, des autres et devenons ainsi plus tolérants et compréhensifs.

En comprenant les mécanismes qui nous habitent et nous animent, nous apprenons à nous accepter tels que nous sommes réellement, avec nos qualités et nos défauts. C'est un premier pas vers l'atteinte du bonheur et une plus grande sagesse.

« Méditer, ce n'est pas se couper du monde, mais se relier plus fortement et plus intelligemment à lui. » (Christophe André, psychiatre. Extrait de la préface de *Méditer au travail pour concilier sérénité et efficacité*)

Méditer ce n'est pas...	Méditer c'est...
• être religieux ou égocentrique ; • atteindre un résultat ; • se concentrer ; • faire taire ses pensées ; • chercher à calmer ses émotions.	• observer ses pensées ; • prendre conscience de ses réactions ; • apprendre à voir les choses telles qu'elles sont ; • s'ouvrir aux autres ; • atteindre une vision juste ; • être bienveillant envers soi.

Des bienfaits scientifiquement prouvés

Notre cerveau capte en permanence des idées, traite des informations, effectue des comparaisons, se remémore des souvenirs. Pour économiser de l'énergie, cette activité mentale se fait de manière inconsciente, si bien que nous sommes la plupart du temps déconnectés de nous-mêmes.

Plusieurs neurologues se sont penchés sur l'impact de la méditation sur le cerveau et en ont déduit, à l'aide de recherches et d'analyses poussées, que le cerveau change et se modèle en tenant compte de nos expériences, de nos apprentissages et de nos émotions. Selon les études scientifiques, une pratique régulière de la méditation entraînerait les changements suivants :

- ralentissement du vieillissement du cortex cérébral (épaisse couche de neurones qui entourent le cerveau) ;
- léger épaississement du cortex préfrontal gauche (impliqué dans les états d'humeur, dans les processus cognitifs et émotionnels), ce qui augmente l'optimisme et le sentiment de bien-être ;

- léger grossissement du tissu de neurones au niveau de l'hippocampe, ce qui permettrait une meilleure mémorisation ;
- rétrécissement de l'amygdale, donc moins d'agressivité et moins de peur ;
- renforcement du système immunitaire, sans doute lié à une meilleure gestion du stress.

Il est donc possible, sous réserve d'une pratique régulière, de modifier son cerveau à l'aide d'exercices de méditation, exactement comme on peut développer ses muscles en pratiquant un sport ! Quel que soit le type de méditation pratiquée, des bienfaits significatifs sont ainsi constatés à différents niveaux.

- Sur la santé :
  - renforcement du système immunitaire ;
  - augmentation de l'énergie ;
  - diminution de la douleur ou de certaines addictions ;
  - ralentissement du vieillissement.

Mathieu Ricard, docteur en génétique cellulaire, moine bouddhiste et émissaire du Dalaï Lama en France, a montré de façon certaine qu'après trois mois de méditation, on observe un renforcement du système immunitaire, une hausse de 20 à 30 % des anticorps, une augmentation des cellules souches dans le sang. La méditation contribuerait également à réduire le taux de cholestérol dans le sang et la tension artérielle.

- Sur le comportement :
  - baisse du niveau de tension et donc de stress ;
  - meilleure gestion de ses propres états intérieurs, de ses pulsions et de ses ressources intimes ;
  - diminution de l'impulsivité, amélioration de l'humeur ;
  - développement de l'estime en soi et de l'empathie ;
  - amélioration de la communication interpersonnelle ;
  - motivation accrue ;
  - développement de la compassion et de l'altruisme ;
  - sensation de paix et de calme.

Selon Antoine Lutz, chercheur français à l'INSERM de Lyon, le « vagabondage de l'esprit associé à des émotions négatives, c'est-à-dire le fait de trop ressasser le passé ou de se projeter excessivement dans le futur représenterait 30 à 40 % de l'activité mentale quotidienne ». Il précise ensuite : « Quand vous méditez tous les jours, de 30 à 40 minutes, vous cultivez l'attention, la présence, la compassion ; cela va avoir un effet physiologique sur le cerveau, sur la manière dont vous régulez vos émotions et dont les différents réseaux vont être activés. » (MASSON (Elsa), « Comment la méditation agit-elle sur le cerveau afin de retrouver la pleine conscience ? », in *EchoSciences Grenoble*, mai 2015.)

- Sur les aptitudes :
  - stabilité de l'attention ;
  - amélioration de la concentration ;
  - facilitation de l'apprentissage ;
  - développement de l'écoute ;
  - accélération de la prise de décision ;
  - créativité activée, plus grande autonomie dans les missions.

L'entrepreneur Sébastien Henry, qui a interrogé 60 décideurs qui méditent, explique :

« La plupart [des chefs et autres preneurs de décisions] se sont mis à la méditation suite à un surplus de travail, un burn out ou un problème personnel (décès, divorce). Petit à petit, la pratique leur a énormément apporté, ils ressentent moins de stress, ont une plus grande capacité à rester concentré, ils sont plus bienveillants, plus créatifs, se retrouvent moins au cœur de conflits. Le climat de travail est beaucoup plus sain. » (LE BRETON (Marine), « Méditation au travail : pourquoi les dirigeants, chefs d'entreprise et entrepreneurs doivent s'y mettre », in *huffingtonpost.fr*, novembre 2014.)

PRINCIPES GÉNÉRAUX DE MÉDITATION

Pensez à respirer

La respiration permet de relâcher ce qui est tendu, de reposer ce qui est fatigué, de ressourcer ce qui est asséché et de mieux repartir. Prendre conscience de sa respiration peut donc s'avérer un véritable atout pour garder son énergie tout au long de la journée ou bien reprendre des forces après un événement déplaisant. Notez que trois minutes de respiration consciente suffisent à activer le système parasympathique qui génère un calme physique et mental.

Christophe André, médecin psychiatre, recommande un exercice à titre de pause entre deux activités ou pour accompagner et digérer les mouvements émotionnels en réaction à des événements de vie :

> « Régulièrement s'arrêter quelques minutes pour prendre conscience de son souffle. On ferme les yeux, on se redresse doucement, on sourit légèrement, on ne cherche pas à changer sa façon de respirer, mais simplement à l'observer : l'air qui entre et sort, ma poitrine et mon ventre qui s'abaissent et se soulèvent, les sensations dans tout mon corps. Sans chercher à obtenir quelque résultat que ce soit : juste prendre conscience de ce qui est là. » (MAZOIR (Fabrice), « Méditer au travail pour concilier sérénité et efficacité », in Mode(s) d'emploi, novembre 2013.)

Observez-vous

Regarder attentivement ce qui vous fait réagir, vos émotions, vos sensations physiques, peut changer votre façon de percevoir la réalité et vous aider à relativiser le quotidien. C'est un temps pour se calmer et se ressourcer.

<u>GÉREZVOSÉMOTIONSGRÂCEÀLASÉQUENCE RAIN</u>

- R – Reconnaissance des émotions qui vous habitent. Respirez : que ressentez-vous dans votre corps ?
- A – Accueil de ces émotions. Ne cherchez pas à les nier ; au contraire, tentez de les nommer.
- I – Investigation de vos émotions. Ces émotions vous sont-elles habituelles ? Quelles sont les pensées qui les accompagnent ? Devenez conscient, sans jugement, de votre expérience physique et mentale.
- N – Non-identification à vos émotions. Prenez de la distance face à vos émotions : vous n'êtes pas vos émotions. Celles-ci ne sont qu'une source d'information, précieuse cependant, sur votre état intérieur. Vous pouvez l'utiliser pour mieux orienter votre comportement au quotidien.

Éveillez vos sens

Profitez d'une pause gustative pour éveiller vos sens. Isolez-vous une dizaine de minutes, ne fût-ce que mentalement, et faites appel à tous vos sens pour explorer un aliment que vous aurez préalablement choisi (un grain de raisin, un morceau de chocolat, etc.). Lentement, redécouvrez cet aliment en sollicitant à la fois la vue, le toucher, le goût, l'odorat et l'ouïe, et appréciez pleinement cette pause gourmande !

Adoptez la méditation de « pleine conscience »

Pour reprendre la définition de Jon Kabat-Zinn, professeur émérite de la University of Masachusetts Medical School, la pleine conscience (en anglais *mindfulness*) signifie « diriger son attention d'une certaine manière, c'est-à-dire délibérément, au moment présent, sans jugement de valeur sur l'expérience vécue » (« Questions/Réponses autour de la méditation par la Pleine conscience », in *Pleine conscience & Psychothérapies en Provence-Alpes-Côte-d'Azur*).

En se focalisant uniquement sur le moment présent, on parvient à mieux accepter les contraintes. Cette concentration sur l'instant vient contrecarrer nos comportements habituels, influencés par nos pensées et anticipations négatives, nos projections sur l'avenir et notre peur d'échouer. Pour Édouard Payen, formateur sur la méditation de pleine conscience, « si on vit mieux l'instant présent, en se concentrant pleinement sur ce que l'on fait au moment où on le fait, on améliore la qualité de ce que l'on vit, la relation avec soi-même en étant plus équilibré et ensuite la relation avec les collaborateurs et les managers car on est moins dans un mode réactif et davantage dans un mode de réponse appropriée » (TOURMENTE (Charlotte), « Méditer sur son lieu de travail pour lutter contre le stress », in *Allodocteurs.fr*, avril 2015).

Que ce soit lors de pratiques formelles ou au cours d'activités quotidiennes, cette pratique de l'éveil permet de faire baisser le niveau de tension et de prendre du recul sur les événements. Dans cette approche, différentes techniques sont mises en pratique :

- la méditation sur le corps et la respiration ;
- des exercices d'attention sur les perceptions internes et externes, les sensations corporelles, les pensées et émotions ;
- la mise en évidence de notre « pilotage automatique » au quotidien et le développement du mode « être » en parallèle du mode « faire » ;
- le repérage des habitudes cognitives (jugement, évaluation, catégorisation ou évitement) qui alimentent les ruminations mentales, et l'entraînement à l'acceptation du moment présent.

MBSR

Mis en place par Jon Kabbat-Zinn, le programme MBSR (Mindfulness Based Stress Reduction) est reconnu pour réduire le stress et développer une attitude intégrative corps/esprit. Les participants ressentent moins de stress, gèrent mieux la douleur, tombent moins en dépression, ont plus d'estime d'eux-mêmes et plus d'empathie envers les autres. Des études via l'imagerie médicale (IRM) ont également détecté une activation des zones du cerveau impliquées dans l'aptitude au bonheur, la concentration, la mémoire, les processus d'apprentissage, etc. Cette technique s'apprend par une pratique quotidienne de huit semaines, animée par un instructeur MBSR, avec une séance hebdomadaire de 2 h 30 et une pratique personnelle de 20 à 45 minutes par jour.

LA MÉDITATION SUR LE LIEU DE TRAVAIL

Accordez-vous de vraies pauses

« Quand les gens prennent une pause à leur travail, ils n'observent pas de vraies coupures : ils font juste autre chose. Envoyent un sms, passent un coup de téléphone, consultent leurs mails, se baladent sur Facebook... Ils vont donc fatiguer leur cerveau différemment. Mais surtout, ils ne sont pas en lien avec eux-mêmes. Ils sont en lien avec leur réseau social, avec leur image sociale. Mais pas avec leur personne intime », constate le psychiatre Christophe André. (RAVIER (Laurence), « Vivre en pleine conscience », in *Psychologies*, avril 2012.)

S'accorder de vraies pauses au travail, c'est ralentir le rythme et utiliser ces quelques instants pour se ressourcer, se recentrer et repartir régénéré. Il ne s'agit pas de tout arrêter, mais simplement de revenir à soi, de calmer le flot de ses pensées et d'être plus éveillé quant à ce qui se passe en nous et autour de nous.

Trouvez un coin tranquille

Commencez par repérer, dans votre environnement de travail, un lieu où vous pouvez vous isoler au calme. Ce peut même être dans votre *open space*, assis à votre bureau, du moment que vous pouvez vous concentrer sur vous-même pendant plusieurs minutes d'affilée, par exemple en posant un casque sur vos oreilles et en fermant les yeux, sans que l'on vienne vous poser de questions.

Choisissez la technique qui vous convient le mieux

Rien de tel que l'expérimentation pour savoir ce qui vous convient le mieux : en fonction de vos contraintes (lieu, temps), adoptez la méditation la plus « écologique » pour vous, c'est-à-dire celle qui ne vous coûtera pas et qui saura vous apporter l'essentiel au moment voulu !

Denis Machuel, membre du comité exécutif de Sodexo, grande entreprise de restauration collective française, considère qu'« il y a deux types de pratiques en fait. La formelle, c'est à dire dédier un moment à la méditation pendant sa journée. Ce peut être un quart d'heure, voire plus. Et puis il y a la pratique informelle de la méditation. Celle-ci consiste à garder la même qualité de présence dans son quotidien. » (DUPORT (Philippe), « La méditation se fait une place dans le monde du travail », in *France Info*, octobre 2015.)

La méditation peut se faire à un moment spécialement dédié dans votre journée de travail et peut durer le temps que vous souhaitez. Dans ce cas, réunissez les conditions favorables pour méditer en toute tranquillité :

- installez-vous dans un endroit calme ;
- choisissez une position confortable ;
- fermez les yeux à demi ;
- sélectionnez un centre d'attention (respira-

tion, image que l'on projette, mot que l'on se répète, etc.) ;

- prenez conscience de votre respiration ;
- laissez les pensées aller et venir ;
- ramenez l'esprit au centre d'attention choisi.

> « Le secret, c'est de savoir gérer les pensées, pas de les arrêter. » (RICARD (Matthieu), « Le secret c'est de savoir gérer les pensées, pas de les arrêter », in *matthieuricard.org*)

Vous pouvez aussi choisir d'intégrer la méditation dans vos activités quotidiennes en prenant l'habitude d'être vraiment présent à tout ce que vous faites, aux tâches que vous effectuez et aux échanges que vous entretenez.

Michael Chaskalson, chercheur attaché à l'université de Bangor, donne ici quelques conseils pratiques :

- en arrivant au travail, accordez-vous régulièrement trois minutes de méditation en pleine conscience avant de commencer ;
- pour régénérer votre cerveau, décrochez de vos écrans toutes les 30 minutes et étirez-vous ;
- avant un rendez-vous important, accordez-vous quelques minutes d'inactivité, de

silence et de calme pour vous recentrer sur ce que vous allez faire ;

- écoutez ce que l'autre vous dit, ne jugez pas ses propos en préparant vos réponses ;
- lorsque vous êtes tendu, dispersé, inquiet, abattu, perdu, prenez vraiment le temps d'apaiser votre cœur et de retrouver votre esprit, en prenant une, cinq, dix, vingt ou trente minutes s'il le faut pour méditer, les yeux fermés, sur ce qui vient de se passer, ce que vous ressentez, ce vers quoi vous vous sentez glisser, et ce que vous allez choisir, en pleine conscience, de faire.

La méditation peut également se pratiquer en marchant ou en faisant de l'exercice (yoga, tai chi, etc.). Cela renforce l'énergie, stimule la circulation, ravive les muscles, facilite la digestion et développe une concentration profonde.

Vous pouvez enfin choisir de vous arrêter un moment pour ne « presque rien faire » avant de reprendre une nouvelle activité :

- respirer calmement ;
- laisser errer votre regard ;

- observer dans le détail ce qui vous entoure ;
- écouter les bruits et autres sons.

Pratiquez tous les jours

Lorsque la méditation est pratiquée quotidienne-
ment, on commence à en ressentir les premiers
bienfaits au bout de deux à trois semaines. Une
transformation interne plus profonde s'opère au
bout de quelques mois de pratique. L'essentiel
est de la pratiquer tous les jours. Alors prenez
un engagement avec vous-même ! Pour cela, des
applications, comme Petit Bambou par exemple,
peuvent éventuellement vous aider à varier les
exercices, à maintenir le rythme et à donner un
fil conducteur souvent bienvenu dans un environnement bouillonnant tel que celui du travail.

TOP CONSEILS

- Accordez-vous de vraies pauses au travail ! Prenez simplement un moment pour ralentir le rythme, vous ressourcer et repartir régénéré.
- Pour méditer, respirez et restez attentif à votre souffle. C'est la base de toute pratique.
- Que ce soit un temps dédié à la méditation, une marche méditative ou l'intégration de la pratique dans vos activités quotidiennes, l'important est que vous soyez entièrement présent à ce que vous faites, sans jugement, avec curiosité et bienveillance.

> « La méditation nous rapproche de nos émotions, nous permet de renforcer nos liens avec autrui et d'affronter nos peurs. » (SALZBERG (Sharon), *Apprentissage de la méditation. Comment vivre dans la plénitude*, Paris, Belfond, 2013)

- Pratiquez la méditation de pleine conscience : elle contribue à développer votre intelligence émotionnelle, ce qui permet de mieux faire face aux exigences, pressions et contraintes du quotidien. Vous accédez ainsi plus facilement à vos ressources et pouvez gérer les différentes situations professionnelles de façon plus sereine et mieux adaptée.

- Vous pouvez pratiquer la méditation quasiment partout (dans les transports, au travail, dans une salle d'attente, à la maison) et aussi longtemps que vous le souhaitez.
- Quelques minutes par jour suffisent à prendre du recul par rapport à ce que nous vivons au quotidien. C'est une invitation à sortir de notre zone de confort, de nos habitudes de penser et de nous comporter.
- Pour méditer, vous n'avez pas besoin de formation ou de compétences particulières. Il n'est pas non plus nécessaire de pratiquer pendant des heures pour en sentir les effets. Il est en revanche indispensable de le faire régulièrement.
- Vous pouvez vous faire accompagner pour méditer : de nombreuses publications, sites internet ou programmes proposent des exercices pour vous guider.

> « Considérez le temps que vous consacrez à la pratique méditative comme un temps pour le "non-agir", un temps en dehors des horloges, un temps simplement pour être avec vous-

> même, pour sortir complètement du mode de l'agir. L'engagement à pratiquer ainsi est un changement de style de vie majeur et particulièrement sain, pas si facile à réaliser, mais qui peut transformer votre vie. » (KABAT-ZINN (Jon), *Méditer : 108 leçons de pleine conscience*, Vanves, Marabout, 2011)

• Restez bienveillant envers vous-même : nous faisons avec ce que nous sommes et avec ce que pouvons faire à un moment donné. « Il n'y a pas d'échecs, il n'y a que des expériences », rappelle la programmation neurolinguistique (PNL).

FAQ

QUELLE EST LA DIFFÉRENCE ENTRE RELAXATION ET MÉDITATION ?

Il est commun de confondre relaxation et méditation. Elles procurent toutes deux un état physiologique favorisant le maintien de la santé physique et émotionnelle. Néanmoins, elles diffèrent principalement sur l'objectif :

- la relaxation vise une « performance » via un relâchement, une détente physique, musculaire et émotionnelle. Elle peut être consécutive à la méditation ;
- la méditation ne vise pas l'atteinte d'un objectif particulier, mais consiste à être conscient de chaque pensée, de chaque sentiment, à ne jamais les juger en bien ou en mal, mais simplement à les observer. En outre, la méditation demande un effort qui peut parfois se révéler inconfortable.

QUELLES SONT LES DIFFÉRENTES TECHNIQUES DE MÉDITATION ?

Parmi la multitude de techniques, les pratiques de méditation les plus connues sont les suivantes :

- la méditation de pleine conscience, qui permet d'obtenir une stabilisation de la pensée en portant une attention délibérée et sans jugement à l'instant présent et à tout ce qui nous entoure, à l'extérieur (sons) comme à l'intérieur (pensées parasites) ;
- la méditation bouddhique, composée de plusieurs approches, dont les trois principales sont :
  - la méditation zen, reposant sur l'exigence de la posture en lotus qui permettrait l'union du corps et de l'esprit,
  - la méditation Vipassana, qui signifie « voir clairement et en profondeur »,
  - la méditation tibétaine, une méditation dans une perspective altruiste ;
- la méditation transcendantale, considérée comme une technique de relaxation et de développement personnel pour atteindre la conscience absolue qui transcende les autres niveaux de conscience.

COMMENT ÊTRE SÛR DE BIEN MÉDITER ?

Il n'y a pas de bonne ni de mauvaise façon de méditer. C'est une expérience personnelle, il est donc difficile de faire des comparaisons. Quelle que soit la technique de méditation choisie, abandonnez l'idée qu'on puisse se tromper ou réussir : l'essentiel est de prendre un moment pour se reconnecter à soi et donc à ses ressentis.

COMMENT LA MÉDITATION DE PLEINE CONSCIENCE DÉVELOPPE-T-ELLE L'INTELLIGENCE ÉMOTIONNELLE ?

En étant attentif sur le moment présent, on accède plus facilement à nos ressources. On développe ainsi les cinq compétences clés de l'intelligence émotionnelle telles que définies par Daniel Goleman, psychologue américain.

- **Conscience de soi** : être conscient de ses sentiments et utiliser son instinct pour orienter ses décisions. S'évaluer soi-même avec réalisme et posséder une solide confiance en soi.

- **Maîtrise de soi** : gérer ses émotions de façon à ce qu'elles facilitent son travail au lieu d'interférer avec lui. Être consciencieux et savoir différer une récompense dans la poursuite d'un objectif. Récupérer rapidement d'une perturbation émotionnelle.
- **Motivation** : utiliser ses envies comme une boussole qui guide vers ses objectifs et qui aide à prendre des initiatives, à optimiser son efficacité et à persévérer malgré déconvenues et frustrations.
- **Empathie** : être capable d'adopter le point de vue de l'autre et entretenir des rapports harmonieux avec une grande variété de personnes.
- **Aptitudes humaines** : maîtriser ses émotions dans ses relations avec autrui, déchiffrer les situations, utiliser ces aptitudes pour persuader, guider, négocier, régler les différends, coopérer et animer des équipes.

S'AGISSANT D'UNE DÉMARCHE PERSONNELLE, N'EST-IL PAS INCOMPATIBLE DE MÉDITER AU TRAVAIL ?

« On a longtemps pensé que l'on devait laisser la moitié de soi lorsqu'on passe la porte de l'entreprise. Si méditer est un recentrage sur soi, c'est aussi une ouverture vers l'extérieur. En tant que professionnel, on a aussi des émotions. Qu'en fait-on ? En s'affranchissant de toutes les histoires que l'on se raconte, on connait et reconnait nos émotions, nos ressentis, ce qui permet de mieux interagir avec les autres. Méditer donne une grande liberté, car quand on sent ce qui se passe, on prend conscience de ce qui va et ce qui ne vas pas, et on peut mieux agir. » (Beryl Marjolin, instructeur MBSR et intervenant *Mindfullness* en entreprise, interviewé le 26 janvier 2016)

Dans cette optique moderne du travail, qui considère que ce dernier n'est pas un simple gagne-pain, mais un moyen supplémentaire de s'accomplir en tant que personne, de vivre des expériences enrichissantes, d'en apprendre toujours plus sur soi et sur le monde, il n'est manifestement pas incompatible de concilier méditation et travail. D'autant plus que ce plus grand investissement émotionnel sur le plan professionnel est générateur de stress, ce que la méditation aide à réguler.

QUELS SONT LES AVANTAGES DE LA MÉDITATION POUR UN SALARIÉ ?

Pour un salarié, méditer peut être un vrai levier de performance.

- Diminution du stress : la méditation régule les hormones, la respiration, l'activité cardiaque, et diminue les sensations de stress et d'anxiété.
- Prise de décision facilitée : en augmentant les connexions entre les différentes parties du cerveau et en ralentissant le centre émotionnel, la méditation donne plus de temps pour considérer les options dans une situation de pression. Cela permet une meilleure analyse et augmente la capacité à prendre de bonnes décisions.
- Meilleure empathie : la méditation augmente la capacité à se mettre à la place de l'autre et à comprendre le rôle que vous pouvez jouer pour l'aider.

- Intuition affinée : grâce à la méditation, vous vous reliez à votre organisme, ce qui vous donne accès à de très nombreuses informations supplémentaires.
- Innovation renforcée : la méditation écarte votre cerveau de ses routines familières pour créer un espace où les nouvelles idées peuvent naître.

À VOUS DE JOUER !

Rien de tel que l'expérimentation pour savoir ce qui nous convient le mieux. Voici quelques exercices proposés par des spécialistes qui pourront peut-être vous inspirer.

UNE MINUTE DE MÉDITATION (TIRÉE DU LIVRE *MÉDITER POUR NE PLUS STRESSER*)

- Commencez par vous isoler dans un endroit où vous ne serez pas dérangé.
- Asseyez-vous confortablement sur une chaise, le dos droit, les jambes décroisées et les pieds bien à plat sur le sol.
- Fermez les yeux ou baissez-les vers le sol.
- À présent, concentrez-vous sur votre respiration et rien d'autre. Prenez conscience de ce qui se passe en vous chaque fois que vous inspirez et que vous expirez, sans essayer de modifier le rythme de votre souffle.
- Si, après un moment, des images ou des pensées viennent parasiter votre attention – ce qui

sera certainement le cas –, ne vous jetez pas la pierre. Redirigez simplement votre esprit sur votre respiration. Le seul fait de réaliser que vos pensées se sont égarées et de vous reconcentrer tranquillement est la base essentielle de la médiation en pleine conscience.
- Cette courte méditation peut engendrer un état de calme... ou non ! Quoi que vous ressentiez, ayez-en conscience et acceptez-le.
- Au bout d'une minute, rouvrez les yeux et reprenez vos activités.

LA MÉDITATION DU CHOCOLAT (TIRÉE DU LIVRE *MÉDITER POUR NE PLUS STRESSER*)

Sélectionnez une tablette de chocolat, du type que vous souhaitez, idéalement un chocolat différent de ceux que vous avez l'habitude de manger.

- Choisissez un endroit calme où vous ne serez pas dérangé.
- Prenez un morceau de chocolat dans l'une de vos mains et sentez son poids, son volume, sa température. Explorez sa texture en prati-

quant une simple pression entre le pouce et l'index.

- Rapprochez le chocolat de votre nez et respirez-en l'arôme – pratiquez cet exercice de préférence un jour où vous n'êtes pas enrhumé !
- Maintenant, regardez attentivement le chocolat : laissez vos yeux s'approprier son aspect, ses ombres, ses reflets, ses arrêtes et ses irrégularités.
- Mettez-le en bouche en le laissant fondre sur la langue. Notez ses différentes saveurs et essayez de l'avaler le plus tard possible, afin de bien ressentir toutes les sensations qu'il libère dans votre bouche.
- Si votre attention divague, ramenez-la à l'ici et maintenant : le morceau de chocolat en train de fondre sur votre langue, sa texture, ses saveurs.
- Quand celui-ci a entièrement fondu, avalez-le très lentement et consciemment. Laissez-le couler dans votre gorge.

Comment vous sentez-vous ? Qu'avez-vous ressenti durant cette expérience ? Le chocolat était-il meilleur que si vous l'aviez mangé à toute allure, comme vous le faites habituellement ?

LA MARCHE MÉDITATIVE

Choisissez un terrain plat et entamez une promenade.

- Soyez attentif à toutes vos sensations : sentez votre talon puis le reste du pied se poser.
- Marchez normalement pendant un moment, puis commencer à marcher à reculons avant de repartir vers l'avant. Alternez également différentes vitesses de déplacement.
- Ce faisant, tentez de ressentir chaque pression de vos pieds sur le sol, surtout lorsque vous ralentissez. Une allure lente permet de se concentrer sur d'autres sensations, plus discrètes.
- Profitez de chaque pas comme si vous aviez tout votre temps, sans vous donner d'objectif.
- N'hésitez pas, si vous avez du mal à fixer votre attention, à vous arrêter à chaque pas. Fermez les yeux et ramenez votre conscience à l'instant présent avant de continuer.
- Vous pouvez décrire les mouvements de vos pieds (par exemple : « soulever, décoller la plante, plier le genou, poser le talon ») pour augmenter votre concentration.

Votre avis nous intéresse !
Laissez un commentaire sur le site de votre
librairie en ligne et partagez vos coups de cœur sur
les réseaux sociaux !

POUR ALLER PLUS LOIN

SOURCES BIBLIOGRAPHIQUES

- ANDRÉ (Christophe), *Méditer jour après jour*, Paris, L'Iconoclaste, 2011.

- CHASKALSON (Michael), *Méditer au travail pour concilier sérénité et efficacité*, Paris, Les Arènes, 2013.

- « Climat, stress et qualité de vie au travail. Baromètre Cegos 2014 », in *Cegos.fr*, septembre/octobre 2014, consulté le 14 mars 2016. http://www.cegos.fr/solutions/etudes/Pages/climat-stress-qualite-de-vie-au-travail-barometre-cegos.aspx

- DUPORT (Philippe), « La méditation se fait une place dans le monde du travail », in *France Info*, octobre 2015, consulté le 14 mars 2016. http://www.franceinfo.fr/emission/s-y-emploie-de-philippe-duport/2015-2016/la-meditation-se-fait-une-place-dans-le-monde-du-travail-15-10-2015-14-31

- GOLEMAN (Daniel), *L'intelligence émotionnelle*, Paris, J'ai Lu, 2003.

- HENRY (Sébastien), *Ces décideurs qui méditent et s'engagent. Un pont entre sagesse et business*, Paris, Dunod, 2014.

- KABAT-ZINN (Jon), *Méditer : 108 leçons de pleine conscience*, Vanves, Marabout, 2011.

- KABAT-ZINN (Jon), *Où tu vas, tu es*, Paris, J'ai Lu, 2005.

- LE BRETON (Marine), « Méditation au travail : pourquoi les dirigeants, chefs d'entreprise et entrepreneurs doivent s'y mettre », in *huffingtonpost.fr*, novembre 2014, consulté le 14 mars 2016. http://www.huffingtonpost.fr/2014/11/17/ meditation-travail-dirigeants-chefs-entreprise-entrepreneurs_n_6133290.html

- MASSON (Elsa), « Comment la méditation agit-elle sur le cerveau afin de retrouver la pleine conscience ? », in *EchoSciences Grenoble*, mai 2015, consulté le 14 mars 2016. http://www.echosciences-grenoble.fr/ communautes/atout-cerveau/articles/comment-la-meditation-agit-elle-sur-le-cerveau-afin-de-retrouver-la-pleine-conscience

- MAZOIR (Fabrice), « Méditer au travail pour concilier sérénité et efficacité », in *Mode(s) d'emploi*, novembre 2013, consulté le 14 mars 2016. http://www.blog-emploi.com/ meditation-pleine-conscience-efficacite-travail/

- « Questions/Réponses autour de la méditation par la Pleine conscience », in *Pleine conscience & Psychothérapies en Provence-Alpes-Côte-d'Azur*, consulté le 14 mars 2016. http://www.pleineconscience-paca.com/la-pleine-conscience/questions-r%C3%A9ponses/

- RAVIER (Laurence), « Vivre en pleine conscience », in *Psychologies*, avril 2012, consulté le 14 mars 2016. http://www.psychologies.com/Culture/Spiritualites/Meditation/Interviews/Vivre-en-pleine-conscience/2

- RICARD (Matthieu), « Le secret c'est de savoir gérer les pensées, pas de les arrêter », in *matthieuricard.org*, consulté le 14 mars 2016. http://www.matthieuricard.org/medias/matthieu-ricard-le-secret-c-est-de-savoir-gerer-les-pensees-pas-de-les-arreter

- SALZBERG (Sharon), *Apprentissage de la méditation. Comment vivre dans la plénitude*, Paris, Belfond, 2013.

- « Stress au travail : ce qu'il faut retenir », in *INRS*, janvier 2015, consulté le 14 mars 2016. http://www.inrs.fr/risques/stress/ce-qu-il-faut-retenir.html

- TOURMENTE (Charlotte), « Méditer sur son lieu de travail pour lutter contre le stress », in *Allodocteurs.fr*, avril 2015, consulté le 14 mars 2016. http://www.allodocteurs.fr/bien-etre-psycho/relaxation/meditation/mediter-sur-son-lieu-de-travail-pour-lutter-contre-le-stress_13232.html

- WILLIAMS (Mark), PENMAN (Danny), *Méditer pour ne plus stresser. Trouver la sérénité, une méthode pour se sentir bien*, Paris, Odile Jacob, 2013.

SOURCES COMPLÉMENTAIRES

- ANDRÉ (Christophe), KABAT-ZINN (Jon), RABHI (Pierre), RICARD (Matthieu*), Se changer, changer le monde*, Paris, L'Iconoclaste, 2013.

- Application Petit Bambou : https://www.petit-bambou.com/

- Exercices de méditation à télécharger gratuitement : http://www.pleineconscience-paca.com/la-pleine-conscience/t%C3%A9l%C3%A9chargements/

50MINUTES.fr

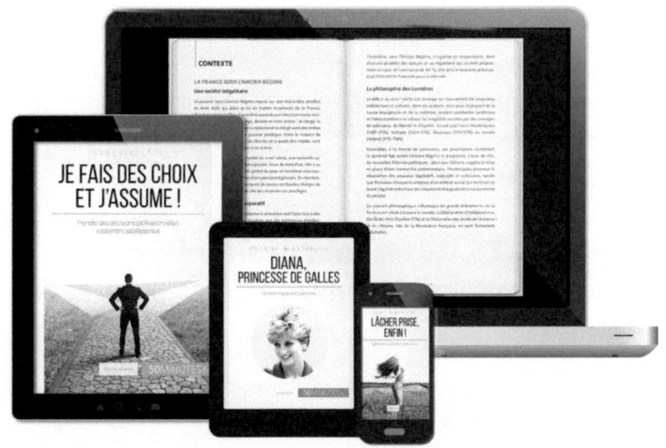

SOYEZ LÀ
OÙ ON NE VOUS ATTEND PAS !

www.50minutes.fr

ISBN ebook : 978-2-8062-7718-3
ISBN papier : 978-2-8062-7719-0
Dépôt légal : D/2016/12603/125
Photo de couverture : © LIGHTFIELD STUDIOS - Fotolia.com

Conception numérique : Primento, le partenaire numérique des éditeurs